WORDS CAN BE IN ALL DIRECTIONS

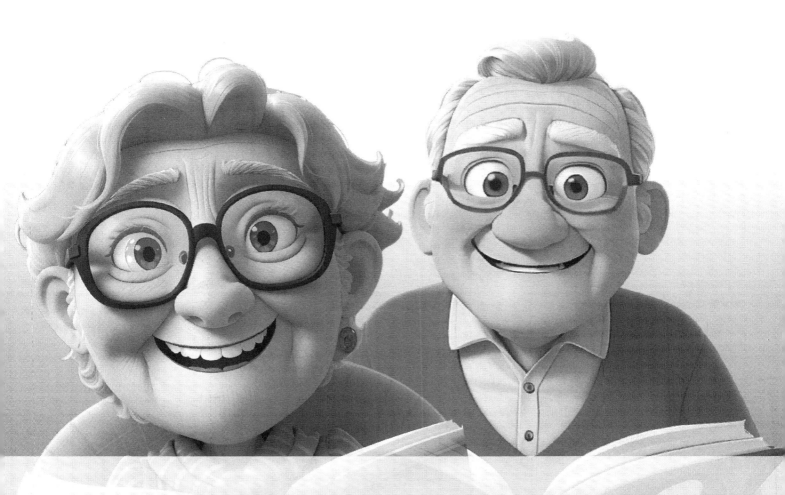

THIS BOOK IS FOR PEOPLE WITH POOR EYESIGHT, THE LETTERS ARE IN SIZE 40 PT FONT. GOOD LUCK!

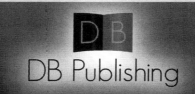

DB Publishing

VOL. 02

- [ ] BIDEN
- [ ] BOLSON
- [ ] CASTRO
- [ ] DUQUE
- [ ] ERDOGAN
- [ ] JOHNSON
- [ ] MACRON
- [ ] MERKEL
- [ ] MODI
- [ ] MORRISON
- [ ] OBAMA
- [ ] PUTIN
- [ ] TRUDEAU
- [ ] TRUMP
- [ ] XI JINPING

```
D N X I J J I N P I N G
S Y Q I W M T V I U U
T E X M L C D D S R H
Z D Y E O E Y V S H S
C X U A N R K X N Y C
I E T W X E R R V S P
H H E U Q U D I E I U
S M M R U P O I S M T
G F A M D A M A B O I
Q L E C N O E U D D N
C A S T R O G D R I Q
J C O V I O S A U T F
G E E F Y U N L N R D
X F B J O H N S O N T
R X R U K L A B S B D
```

- [ ] ABE
- [ ] ARDERN
- [ ] DUQUE
- [ ] DUTERTE
- [ ] FERNÁNDEZ
- [ ] GHANI
- [ ] LOPEZ
- [ ] MACRON
- [ ] MOON
- [ ] NETANYAHU
- [ ] ORBAN
- [ ] ORTEGA
- [ ] VUCIC
- [ ] WIDODO
- [ ] ZELENSKY

```
C C W A W A E K P V V P L Z
V F S T R R J A K I I U S
W Y O A J D B F G J E
K N C R G R E P H C A
G H N R B E N R A Z T
U H A Y N A T E N I U
I K X U T S N R I E A
O C D H K B L F O J X
W D I K O N C O Q P V
R P O C E A O V P Q T
I A M D U T E R T E N
P P D O I V G U C D Z
N P A F O W X X Q A D
F E R N Á N D E Z U M
A Y K S N E L E Z S D
```

- [ ] ARTICLES
- [ ] CLING
- [ ] COLONIES
- [ ] COMEUPPANCES
- [ ] EMIGRATIONS
- [ ] FACELESS
- [ ] GLUMMEST
- [ ] GOBLIN
- [ ] GOOSED
- [ ] HANGERS
- [ ] HIMSELF
- [ ] NOURISHMENT
- [ ] SPIFFIED
- [ ] TONGUED
- [ ] VENTUROUS

```
H B Z R G O B L I N L
D E U G N O T Z B V O
M G L U M M E S T C Y
H E N G P D E S O O G
S N O I T A R G I M E
S S S E L E C A F E V
M R A B H C J Q M U E
D T E R L H W E O P N
M X K G T H D T X P T
C O L O N I E S A A U
X I N V K A C W D N R
F L E S M I H L L C O
T H J D V P C L E E U
Z H D E I F F I P S S
N O U R I S H M E N T
```

- [ ] BEATLES
- [ ] BRANDO
- [ ] CHAPLIN
- [ ] DOUGLAS
- [ ] ELVIS
- [ ] GARLAND
- [ ] HEPBURN
- [ ] LENNON
- [ ] MARVIN
- [ ] MONROE
- [ ] NEWMAN
- [ ] PRESLEY
- [ ] REDFORD
- [ ] SINATRA
- [ ] STREISAND

```
N X P S I N A T R A R A R
K Q D N A S I E R T S S
D X J E C N I V R A M
H O R E D F O R D C E
N R U B P E H N E E K
M P K G A R L A N D M
A X T N L F E D P E J
P N T B R A N D O A L
Z S I Y E L S E R P E
E N I L P A H C V B Q
J O A V E Z T M Z Y T
F U R M L Y F L S J G
Z B D N W E A N E C J
V G H R O E K W A S I
V U H V T M N N W C L
```

- [ ] BAYOU
- [ ] CHARGERS
- [ ] COUNTERTENOR
- [ ] DEDUCED
- [ ] DUNKING
- [ ] ECONOMICS
- [ ] FEUDALISTIC
- [ ] GRAPNEL
- [ ] JUNK
- [ ] LIONESS
- [ ] PIG
- [ ] RESCUE
- [ ] SERES
- [ ] VEXING
- [ ] WIDER

```
F U P R S R Z Y I O V
E W D A E S E A G I M
U I S E S C E S G V U
D D L P D O T N C C M
A E Z U K U U P O U V
L R C M X N C O G I E
I I C H L T U E Y Q L
S S X C A E A J D A B
T T A Q V R N R P W B
I Y C U P T G P W I S
C G N I X E V E A K G
D U N K I N G V R R D
L E C O N O M I C S G
L Y N S E R E S R N S
L F S O E M F S A U H
```

- [ ] COOL
- [ ] DEFRAY
- [ ] DELAYING
- [ ] FIREWORK
- [ ] FRIGHTEN
- [ ] INTERMISSIONS
- [ ] LAMPPOSTS
- [ ] LAUNCHING
- [ ] MISSPENDS
- [ ] PALEST
- [ ] PROFESS
- [ ] ROOMIER
- [ ] SENTIMENTS
- [ ] SNORKELER
- [ ] TOOLBOXES

```
I F T O O L B O X E S
N K G K T S X M K G U
T S R N R E I M O O R
E C T F I O I C I K N
R A G N R H W I O T F
M D I N E I C E B O G
I L E J I M G N R T L
S T U F E Y I H U I C
S J C D R G A T T A F
I T S E L A P L N E L
O B X M Z V Y L E E N
N T M I S S P E N D S
S A L A M P P O S T S
K W R E L E K R O N S
E P R O F E S S W B H
```

- [ ] ANXIOUSLY
- [ ] BAYED
- [ ] BEFOREHAND
- [ ] EMBARKATION
- [ ] HUNKERING
- [ ] HURDLERS
- [ ] INDIGESTIBLE
- [ ] INDISCRIMINATE
- [ ] LEVELLERS
- [ ] MOSSIER
- [ ] OVERDO
- [ ] OVERKILLS
- [ ] SALTCELLAR
- [ ] SMELTERS
- [ ] STAVING

```
C D I H M O S S I E R
O S N H U R D L E R S
T T D C S B A E H O O
E A I I A E I V A V V
M V S K L F N E N E E
B I C Y T O D L X R R
A N R S C R I L I D K
R G I M E E G E O O I
K G M E L H E R U Z L
A V I L L A S S S I L
T B N T A N T G L G S
I A A E R D I U Y O C
O Y T R V Y B Y U F B
N E E S U N L Q P Y Y
G D H U N K E R I N G
```

- [ ] **AFFECTATIONS**
- [ ] **BONANZA**
- [ ] **COPPER**
- [ ] **COWBOYS**
- [ ] **DECREMENTED**
- [ ] **HARASSMENT**
- [ ] **MISSILES**
- [ ] **RUMPS**
- [ ] **SENSUOUS**
- [ ] **SHOON**
- [ ] **SODDING**
- [ ] **STAGINGS**
- [ ] **TAPE**
- [ ] **TASTY**
- [ ] **UNITARY**

```
B J M G N I D D D O S C
K O R I U N I T A R Y
T T N V S I O D A D D D
H A R A S S M E N T Z
J S U F N G I L G K H
U T M F S Z C L K S S
I Y P E H M A L E Q T
G H S C O W B O Y S A
E P A T O X K O E B G
W J I A N P R K J R I
J P J T B F P X N C N
O Q E I Z L V E K T G
V B D O T G B H R P S
D E T N E M E R C E D
S E N S U O U S U P N
```

- [ ] ATARI
- [ ] BETAMAX
- [ ] CASSETTE
- [ ] FLOPPY
- [ ] JUKEBOX
- [ ] PAGER
- [ ] POLAROID
- [ ] RADIO
- [ ] SONY
- [ ] TETRIS
- [ ] VCR
- [ ] VHS
- [ ] VINYL
- [ ] WALKMAN
- [ ] ZENITH

```
I B S O N Y P P O L F
L I Z R J Y C Y X F N
S J I R R C E C I A P
K H U R E F P S N A T
V L I K A G S H C D P
C W Z B E T A M A X P
H D W N T B A P S E E
G L I Q S T O I S S P
I E T O Q I X X E H H
S S S K R O R H T P V
N A M K L A W T T V W
Z E N I T H L T E P N
G L Q R A D I O P T L
V M H J C Q L K P B U
L L Y N I V W O P J A
```

- [ ] BOOMBOX
- [ ] CALCULATOR
- [ ] CAMCORDER
- [ ] DISCMAN
- [ ] FAX
- [ ] HI-FI
- [ ] LED
- [ ] LASERDISC
- [ ] MAGNAVOX
- [ ] NINTENDO
- [ ] PAC-MAN
- [ ] PAGER
- [ ] PHONE
- [ ] PONG
- [ ] SEGA

```
D X C S I D R E S A L
Q E L C E L G B Y S B
X O V A N G A M I Q B
X S R M A Z B B P O M S
J C U C E P A G E R Q
G A B O O M B O X A F
D L F R N M S W M K Q
O C X D P A C - M A N
A U L E D H M L J K D
Q L U R V C O C Y V E
V A A H T W C N S G E
E T W G I C I F E I W
P O N G E - E D O H D
K R U U O S F Q T T U
T O D N E T N I N M J
```

- [ ] CIRCUIT
- [ ] COMMODORE
- [ ] FILM
- [ ] JOYSTICK
- [ ] MICROWAVE
- [ ] SPEAKER
- [ ] STEREO
- [ ] SYNTH
- [ ] TV
- [ ] TAPE
- [ ] TRANSISTOR
- [ ] TRINITRON
- [ ] TURNTABLE
- [ ] TYPEWRITER
- [ ] WALKIE

```
Q H J H W X K X S D L
H O T K E Z W V T F K
O F V N J Q W O E M T
H W I K Y C V N R I Y
F A C L J S P G E C P
T L C O M M O D O R E
U K C I T S Y O J O W
R I M S R E X E G W R
N E B G Q C O K S A I
T C K G J G U Q J V T
A V T A P E L I P E E
B Y E Z E Y B Z T A R
L Z P Y F P E D K W T
E R O T S I S N A R T
T R I N I T R O N D J
```

- [ ] ATARI
- [ ] BEEPER
- [ ] CABLE
- [ ] CALCULATOR
- [ ] DATA
- [ ] GADGET
- [ ] GAMEBOY
- [ ] IBM
- [ ] KEYBOARD
- [ ] LCD
- [ ] PAGER
- [ ] PRINTER
- [ ] RADAR
- [ ] RAZER
- [ ] REMOTE

```
U Y L T S B E J W Y N
R K J P X P S T W U N
L W B R E Z A R A G H
X C C O Q U F G Q S I
G A D R A O B Y E K G
C A L C U L A T O R D
G H Y A Y K T I D B O
O A E T O M E R U O P
J T D Y Y O B E M A G
L R R G R C S I R W Q
U F Y C E A A I J D Q
N X F O V T O B N U B
H C D A T A H N L K O
P R A D A R E P E E B
X R E T N I R P I X A
```

- ☐ **ANTITHESES**
- ☐ **AUTHENTICITY**
- ☐ **EXPLAINS**
- ☐ **FROGMAN**
- ☐ **GAPS**
- ☐ **GRAVELED**
- ☐ **MARQUISE**
- ☐ **MATCHBOOK**
- ☐ **NAPHTHALENE**
- ☐ **RAINMAKER**
- ☐ **REDBREASTS**
- ☐ **STING**
- ☐ **TABOOS**
- ☐ **TONSIL**
- ☐ **TYPESCRIPTS**

```
G R E D B R E A S T S
T Y P E S C R I P T S S
G I F R O G M A N T S S
Y O F S P A G U F P T I
F Q M R U C K T T M I N
E N E L A H T H P A N A
M A R Q U I S E X I G R
A Z R E K A M N I A R A
T O N S I L V T Q S F T
C S E S E H T I T N A A
H W Z R T J F C L K C C
B L E X P L A I N S E E
O F S O O B A T F G R R
O N R H V P K Y R I V O
K F O D E L E V A R G F
```

- [ ] **BRIEFLY**
- [ ] **BUGGIER**
- [ ] **CAGE**
- [ ] **CEDING**
- [ ] **CHEMICAL**
- [ ] **CROSSINGS**
- [ ] **DEEDS**
- [ ] **DEXTEROUSLY**
- [ ] **LIQUIDS**
- [ ] **OBJECT**
- [ ] **PISTOL**
- [ ] **REWARD**
- [ ] **SIMMERING**
- [ ] **TAPIR**
- [ ] **VALIDATION**

```
Y U T A R D T A P I R
N L S C H E M I C A L L
Z J S D L O W Y B R N
V H S U I I B A X U B
A T V G O U J J R J O
L H D G N R Q D E D Y
I O U X N I E I S C A
D S T Z B I S T L Q T
A H D S R C D S X Q O
T Y W E I E H E O E S
I R K K E P I E C R D
O I R Z F D B G A T C
N N D M L N S Q G G T
E J C L Y S T W E U Q
I S I M M E R I N G B
```

- [ ] BRANDT
- [ ] BREZHNEV
- [ ] CARTER
- [ ] CASTRO
- [ ] EISEN
- [ ] FORD
- [ ] HEATH
- [ ] MAO
- [ ] MITTER
- [ ] NIXON
- [ ] REAGAN
- [ ] SADAT
- [ ] TITO
- [ ] TRUMAN
- [ ] WILSON

```
V O N O J N L T J I F
X B R E T T I M G B R
O M C T A I T X J P D
Y S G Z S J T Q O M T
Q E S H E A T H B N T
S V I A L O C L B X G
B Z O S D H A Q R A Y
N N Y P E A R M E N V
B A A I F N T I Z M S
N U G M F O E D H T Z
Z O X A U B R A N D T
K K S M E R I D E H T
E I M L L R T C V T H
P Q Y V I C R E I G W
V M Y O G W O C F V V
```

- [ ] BEGIN
- [ ] BHUTTO
- [ ] DEGAULLE
- [ ] DIEM
- [ ] FRANCO
- [ ] GROMYKO
- [ ] LYNDON
- [ ] MARCOS
- [ ] MOBUTU
- [ ] NEHRU
- [ ] PINOCHET
- [ ] RABIN
- [ ] SUKARNO
- [ ] THIEU
- [ ] TITO

```
O E U P I D D D A D G T
L N U U E N I G E B F
N Y R T F I E Q S I B
W C N A U R M F Q I Q
X W T D K B A G T Y X
I W T I O U O N L J J
M D H H T N S M C D I
Y T S G R O M Y K O E
N H L O T T U H B E Z
P I N O C H E T M Z J
G E B K U R Y W Q R W
F U Z A Q R A V Z M N
W Z M A R Y H M E S Y
D E G A U L L E T J C
S S E N O U H A N B T
```

- [ ] ADENAUER
- [ ] AMIN
- [ ] CARTER
- [ ] CHIANG
- [ ] CLINTON
- [ ] GADDAFI
- [ ] GANDHI
- [ ] GOLDA
- [ ] KENNEDY
- [ ] KISSINGE
- [ ] MANDELA
- [ ] SCHMIDT
- [ ] TRUDEAU
- [ ] WILKINS
- [ ] ZHOU

```
M V J T D I M H C S V
A S Z M N T J L D P Q
N G W Z G O L D A J E
D E G N I S S I K O I
E T R U D E A U O H Z
L V N I G A D D A F I
A Q P O S N I K L I W
W L E A T T A X V P Z
I I I S D N M I U F I
O N W F J E I I H L D
K I A K L M N L E C J
V A K R E T R A C K J
C H I H D N A G U U F
B G M X Y D E N N E K
G T Q L O X N L H Y R
```

- [ ] AURA
- [ ] BATTIER
- [ ] CAPON
- [ ] DEPRESSINGLY
- [ ] NIGHTCLUBS
- [ ] NUTTY
- [ ] PIVOTS
- [ ] PREORDAINING
- [ ] PSEUDONYMS
- [ ] REDOUBTED
- [ ] RELENTLESSLY
- [ ] SCRIPTURES
- [ ] TEENS
- [ ] THINLY
- [ ] WALTZED

```
R R Y Z Q D F Y H P V
E J E L H J R P D R F
L P S I N F X J E E X
E I C P T I E Y P O E
N V R H U T H E R R W
T O I G M C A T E D W
L T P T X L P B S A A
E S T A Z Q O U S I L
S B U L C T H G I N T
S T R V A A O G N I Z
L E E E Z R E W G N E
Y E S Y T T U N L G D
K N X A C Q R A Y C S
A S M Y N O D U E S P
I R E D O U B T E D Y
```

- [ ] AVERRED
- [ ] BROACHES
- [ ] CRITICAL
- [ ] CURATES
- [ ] FLOODLIGHTED
- [ ] FOGBOUND
- [ ] GRAPPLED
- [ ] NAUTICAL
- [ ] SCOOTS
- [ ] SIDESTEP
- [ ] STERILIZER
- [ ] UNCTUOUSLY
- [ ] WHISKED
- [ ] WOOLLINESS
- [ ] WUSS

```
F O G B O U N D M J A
B G D L A K R X X U W
O R R E A B I S S U W
F A O V R C U I H O O
L P D A Q R I H D S O
O P L P C S E T P A L
O L P A E H T V U X L
D E X V C T E O A A I
L D K N P I S S O L N
I Y C U R A T E S C E
G W C B S R A I D O S
H N J K E C H K R I S
T E D E K S I H W C S
E U N C T U O U S L Y
D R E Z I L I R E T S
```

- [ ] ACHED
- [ ] ADJUSTMENT
- [ ] BEFUDDLED
- [ ] BEHAVES
- [ ] CARE
- [ ] CELLULITE
- [ ] COGITATION
- [ ] DISTURBINGLY
- [ ] FRANCS
- [ ] GHASTLIEST
- [ ] INAPPLICABLE
- [ ] ORDERLINESS
- [ ] PUFFED
- [ ] RIGHTLY
- [ ] SCRABBLED

```
M T S E I L T S A H G
D D E F F U P B U Q H
B I X Z S F S E D O I
E S D U F N S F Y R N
S T N E M T S U J D A
C U C W H Q G D Y E P
R R E B N C U D X R P
A B T T E K A L Y L L
B I A O I H X E C I I
B N R W X L A D I N C
L G E J D C U V X E A
E L L G U N A L E S B
D Y L T H G I R L S L
F R A N C S J K E E E
C N O I T A T I G O C
```

- [ ] BALLOONS
- [ ] DENTS
- [ ] DORMITORIES
- [ ] ESCAPEES
- [ ] FORMAL
- [ ] MERCERIZED
- [ ] MISIDENTIFIES
- [ ] NEEDING
- [ ] ORACLING
- [ ] PATES
- [ ] PEACOCKS
- [ ] PEYOTE
- [ ] SOLO
- [ ] SORROWFUL
- [ ] STROLLER

```
C M Q W N Z P X E Q B
F I D N P Z J A W V L
S S G E J H B S T F Y
O I S E E P A C S E M
R D V D S O L O Q H S
R E E I B L L Y I T Z
O N P N N F O R M A L
W T G G E T O Y E P C
F I D N Q R N I T K Z
U F U Q I W S T N E D
L I I R E L L O R T S
D E Z I R E C R E M L
K S S K C O C A E P F
S E I R O T I M R O D
N N S W W N H O D O R
```

- [ ] ALLERGY
- [ ] ALLUVIUMS
- [ ] ASCERTAINING
- [ ] CAJOLE
- [ ] CAMOUFLAGED
- [ ] CHAMELEONS
- [ ] DRUBBING
- [ ] ELBOWS
- [ ] EXTEMPORIZES
- [ ] GENTLEMEN
- [ ] HANGING
- [ ] INTELLECTUALLY
- [ ] MADWOMEN
- [ ] RECESSED
- [ ] SPACIOUS

```
T H E D R U B B I N G
I C A J O L E E D S E N
N E S N N L M O C P N T
T X C M G B C D A A T
E T E C U I O W M C L
L E R A F I N J O I E
L M T L N B V G U O M
E P A L A O R U F U E
C O I E U M L Z L S N
T R N R L E C O A L A
U I I G W B R F G E A
A Z N Y Y N O B E C U
L E G N E M O W D A M
L S W R E C E S S E D
Y C H A M E L E O N S
```

- [ ] AFFRONTED
- [ ] AILMENTS
- [ ] CONTRACTS
- [ ] CRUMBLIER
- [ ] DIGRESSIVE
- [ ] DUSTBIN
- [ ] GRANDEUR
- [ ] INTERSECTS
- [ ] LOBSTERED
- [ ] MINISTERED
- [ ] PROMOTIONS
- [ ] SEAMLESS
- [ ] SNOWSHOE
- [ ] SUPER
- [ ] TRYST

```
D D E T N O R F F A A
I I A H T A T S Y R T
G S S V T X P G B S Y
R P R O M O T I O N S
E O H S W O N S J O E
S E A M L E S S P P D
S T C E S R E T N I P
I J C R U M B L I E R
V G R A N D E U R I O
E V H W R E P U S F Z
E X D U S T B I N F M
V A I L M E N T S K V
D E R E T S B O L H R
C E H K C N A L C P S
P D E R E T S I N I M
```

- [ ] ALLIGATOR
- [ ] AVER
- [ ] CYCLONE
- [ ] DECKS
- [ ] ESSENTIALS
- [ ] FENDER
- [ ] FORGATHERS
- [ ] GANGING
- [ ] GENERALIZED
- [ ] JOURNALISTS
- [ ] MALARKEY
- [ ] NIHILISM
- [ ] PIMENTO
- [ ] SHIPSHAPE
- [ ] TRANSCRIBE

```
C F O R G A T H E R S S
J Y M T D E S N M V H
O B C A N E K Q G O I
U T N L V E C B Z S U
R R I L O M M K K H G
N A H I K N J I S I E
A N I G F R E O P P N
L S L A I T N E S S E
I C I T R J D Z J H R
S R S O J E J T R A A
T I M R H O D X N P L
S B V H E I S N N E I
R E X G O V V L E X Z
Y E K R A L A M V F E
G L C G A N G I N G D
```

- [ ] CORING
- [ ] DARTED
- [ ] DELUGING
- [ ] EDICT
- [ ] FREEWAY
- [ ] INHALER
- [ ] JUNCTURE
- [ ] LINNET
- [ ] PINGS
- [ ] REDOUBTED
- [ ] RELIES
- [ ] SETTLERS
- [ ] TAKEOVER
- [ ] TAWDRINESS
- [ ] UNRESOLVED

```
M E O E O D D A X O R
S C R E V O E K A T J
Z N O U D R M T S H H
X U D R T R E S R K T
F N B T I C A L P A V
T R Y R C N N H I H D
A E E G N I G U L E D
W S W E W R D T J S S
D O N D W N N E O E J
R L I N H A L E R T D
I V O H Y G Y R T T X
N E S G N I P X T L E
E D R E D O U B T E D
S S T L I N N E T R X
S X Y O L G C K V S X
```

- [ ] CARGO
- [ ] CREDIBLY
- [ ] HATE
- [ ] INTERCHANGEABLE
- [ ] LEOPARD
- [ ] OXIDATION
- [ ] PURLED
- [ ] REJECTED
- [ ] SKATE
- [ ] SLINGSHOT
- [ ] SNOWBOARDS
- [ ] SUSPICIOUS
- [ ] THIRDING
- [ ] TIMETABLED
- [ ] UNRIPER

```
D E L B A T E M I T I
B S O X I D A T I O N
R N V T U K G S A O T
T O H S G N I L S H E
K W U L O M B O Q Z R
S B H N E G N G F S C
U O H P R O R G D T H
S A C U E I P A G H A
P R G R J T P A C I N
I D C L E I A E R R G
C S G E C D H K R D E
I E M D T U I E S I A
O N O C E R G B L N B
U P K K D M M N L G L
S L V A U T P I U Y E
```

- [ ] APOLLO
- [ ] BEATLES
- [ ] BEATNIK
- [ ] ELVIS
- [ ] FALKLAND
- [ ] JFK
- [ ] LENNON
- [ ] NIXON
- [ ] REAGAN
- [ ] ROSA
- [ ] SPUTNIK
- [ ] SUEZ
- [ ] VIETNAM
- [ ] WATERGATE
- [ ] WOODSTOCK

```
N A G A E R Q H L N N
Q I E T A G R E T A W
J Q X X I G A D F O E
S V G O Q L E N N O N
P E H D N A L K L A F
U Q V Y W U V I L O L
T B E A T N I K F J I
N A G E Y O S G D S Z
I V Y A S O R O B U J
K C I E S E L T A E B
T F S E D G J L E Z D
B K C O T S D O O W B
W E M C F N M E X P J
Y X N S V Q A B T I A
R W N W Q M Y M D W S
```

- [ ] ATARI
- [ ] BERLINS
- [ ] CASTRO
- [ ] DÉTENTE
- [ ] GANDHI
- [ ] IRAN
- [ ] KENNEDY
- [ ] KOREA
- [ ] MLK
- [ ] OILCRSH
- [ ] POLIO
- [ ] SOVIETS
- [ ] TETRIS
- [ ] WALKMAN
- [ ] YURI

```
O O F O Q I R E I R E I H Q
C M I R U Y B O B R T
U L S L S D J D H P L
P K I I C O D Y G W Z
E E G W R R V E C S N
I N O A T T S I T Y S
W N N K N C E H E K K
A E R O K D P T U T J
L D S Q K V H X R T S
K Y É A T A R I M D N
M Y K T C O N Q A C N
A A L M E U I A C M K
N T A K S N I L R E B
P I H A Z D T M O I S
C A S T R O K E H P Z
```

- [ ] ADIDAS
- [ ] BARBIE
- [ ] CHINA
- [ ] COLDWAR
- [ ] DISNEY
- [ ] DYLAN
- [ ] GLASNOST
- [ ] ISRAEL
- [ ] MUNICH
- [ ] NIXON
- [ ] PEPSI
- [ ] PONG
- [ ] SALK
- [ ] SKYLAB
- [ ] THATCHER

```
N C O L D W A R E Y R
U E C N H S K S K W F
V N I X O N K L Q W D
V G V B T K A Y A T E
H L I V R O O N L S Z
A A D I D A S L N A K
K S N I Q S B U T D B
V N D I S N E Y U F V
Y O P B H R A C W C M
L S E W V C A L K F U
F T P O N G W E Y T N
Z R S R L O U P L D I
V I I E A G P E C U C
O R E H C T A H T Q H
J L B M O R V W Z P O
```

- [ ] AIDS
- [ ] ATARI
- [ ] CHERNOBY
- [ ] CONCORDE
- [ ] DELOREAN
- [ ] DISCO
- [ ] JAZZ
- [ ] JONESTOWN
- [ ] KHOMEINI
- [ ] MANDELA
- [ ] OPRAH
- [ ] REAGAN
- [ ] RWANDA
- [ ] TIANAN
- [ ] XEROX

```
W D R N Q D D A I D S
V S I W X L V M H B P
N V D S A Q G Z Z O G
E N L T C N Z J A B Y
Z D B P H O D A V S K
Y D A L E D N A M S H
T K E G R B H A R P O
I C Q L N P Z P O L M
A T F C O N C O R D E
N T T X B R U Y F O I
A M A E Y R E A G A N
N Y S R M A J A Z Z I
Z D V O I H I F N J O
E F X X L D S J R Y D
X Z N W O T S E N O J
```

- [ ] AMPLER
- [ ] BLANKER
- [ ] CARDIOLOGIST
- [ ] ENTAIL
- [ ] EXUBERANT
- [ ] FECUNDITY
- [ ] GAZEBO
- [ ] MOTORCYCLIST
- [ ] PLANTINGS
- [ ] PRUDE
- [ ] SAVANNAH
- [ ] SAWHORSES
- [ ] STAGGER
- [ ] SUGGESTED
- [ ] TERRACE

```
H F E C U N D I T Y D
B Z Z P R U D E D Y K
E S Q T P W J X O I M
L U C O F D Z U N Y O
P G A Z B S Z B I E T
B G R B H E R E W J O
T E D Q O O Z R U D R
E S I R E K N A L B C
R T O M Z A F N G K Y
R E L P M A X T F W C
A D O R E G G A T S L
C S G N I T N A L P I
E L I A T N E D T T S
S E S R O H W A S D T
Z Y T H A N N A V A S
```

- [ ] ACHIEVING
- [ ] ALTERNATING
- [ ] ANTERIOR
- [ ] BIRTHRATES
- [ ] BUGABOOS
- [ ] DECRIED
- [ ] DENS
- [ ] DONATIONS
- [ ] EMIGRATES
- [ ] FUNCTIONAL
- [ ] GENIE
- [ ] INFIELD
- [ ] MISPRINTED
- [ ] MISTREATING
- [ ] SEETHES

```
K J Y A D R B S G M L
P Y H D I N F I E L D D
Q S N J A L M G N E L L
B D B Z Z M N N I Q P
U E M I G R A T E S F F
G N I T A N R E T L A
A S D E I R C E D W O
B M I S P R I N T E D
O R S E E T H E S W J
O L A N O I T C N U F
S M P A N T E R I O R R
B I R T H R A T E S N
M I S T R E A T I N G
H F G N I V E I H C A
S N O I T A N O D Y W
```

- [ ] ADJUSTS
- [ ] ASSISTED
- [ ] CAPACITANCE
- [ ] CATACOMB
- [ ] DEPLANES
- [ ] HARNESSES
- [ ] INDIRECT
- [ ] MASTERING
- [ ] MAUNDER
- [ ] PARTIES
- [ ] SELL
- [ ] STONIEST
- [ ] SYMMETRICAL
- [ ] WINDFALL
- [ ] WINTERED

```
V C A T A C O M B M B M Y
D F S E S S E N R A H
D W S A Z R H L U S R
Q I I H X U O E L T Z
W N S E I T R A P E D
I D T T V B C T Z R S
N F E C S N N O T I T
T A D P E U Z G K N O
E L R A L R J J W G N
R L N E Z A I D V G I
E E R E D N N D A P E
D K J O J N V E N Z S
D W L I K U U V S I T
C A P A C I T A N C E
L A C I R T E M M Y S
```

- [ ] ANTIPASTI
- [ ] BROCADING
- [ ] CONVALESCING
- [ ] CREOSOTING
- [ ] DANGLES
- [ ] FACIAL
- [ ] FLOUNDERS
- [ ] HEMS
- [ ] HINDER
- [ ] LOPE
- [ ] PANICKIER
- [ ] REPOSE
- [ ] SLATTERN
- [ ] TECHNO
- [ ] VALES

```
D I Q K Y H B R N V J
R R O O S U I P P F W E
I C A T N E O N R U F
G O N A N H L J D J H
Q N T L A I C A F E E
U V I E E S R E V Y R
P A P D Q S E J T N K
A L A U A Z O P Q X L
N E S Z U C S P O X S
I S T U V X O C E L H
C C I I Z U T R O R E
K I D N C I I F B Q M
I N F L O U N D E R S S
E G S D A N G L E S R
R N R E T T A L S T V
```

- [ ] CARAT
- [ ] CLAPPERED
- [ ] COMMITTAL
- [ ] DEFERS
- [ ] DILAPIDATED
- [ ] HAWED
- [ ] HUDDLES
- [ ] IMPURELY
- [ ] LICENCES
- [ ] OLEO
- [ ] SAUNTERS
- [ ] SIGNATURE
- [ ] SPICED
- [ ] SQUEAKED
- [ ] WHEELWRIGHT

```
T H G I R W L E E H W
T A S Q U E A K E D A
D E R E P P A L C G V
O Q C O M M I T T A L
W H B K W Q T P A K S
O E L O K D R I A M I
T V Y I S R E F E D G
M J F L C Z Y W V G N
F H U G E E M I A E A
H U K T O R N U L H T
M D P O U S U C V R U
R D E C I P S P E Q R
F L T A R A C A M S E
D E T A D I P A L I D
H S R E T N U A S K H
```

- [ ] **ASTROPHYSICS**
- [ ] **CARRIED**
- [ ] **DWARFISM**
- [ ] **FULMINATION**
- [ ] **GOLFING**
- [ ] **JUNIORS**
- [ ] **KRONE**
- [ ] **LOOKOUT**
- [ ] **MILLIMETER**
- [ ] **MORASS**
- [ ] **PASTORAL**
- [ ] **SEARCHED**
- [ ] **SOMEWHERES**
- [ ] **TOXIC**
- [ ] **ZANINESS**

```
W J G W G V T M E O B
N O I T A N I M L U F
D V E J U N I O R S R
N A F N E W Y F E P S
D S C H O Y A M L V N
A T R Z H R O S B O H
M R D L O O K O U T G
T O D E I R R A C O L
O P R D W A R F I S M
X H P A S T O R A L N
I Y X S S E N I N A Z
C S P Y G S I A M Z S
M I L L I M E T E R B
B C G D E H C R A E S
M S O M E W H E R E S
```

- [ ] ABBA
- [ ] ARETHA
- [ ] BEATLES
- [ ] BEEGEES
- [ ] BOWIE
- [ ] DISCO
- [ ] DYLAN
- [ ] EAGLES
- [ ] ELVIS
- [ ] GENESIS
- [ ] MADONNA
- [ ] MOTOWN
- [ ] PRINCE
- [ ] QUEEN
- [ ] STONES

```
Z D Q U M O T O W N P
U J S G B R C F Y M J
C B E E G E E S N D Z
A S O K L W D W I O C
U G I W V T T F X D J
E D T V I I A B B A B
H E A G L E S E M R U
K D S N P E D T B E Q
Y B F I N R G Y D T S
Y H V V S O I G L H A
J H E N J E D N Z A K
J B Q U E E N A C L N
X S E N O T S E M E Z
W T O L B Z M F G T M
J R A L B E Q X N B D
```

- [ ] BLONDIE
- [ ] CCR
- [ ] CARPENT
- [ ] DOLLY
- [ ] ELTON
- [ ] FLEETWD
- [ ] HENDRIX
- [ ] KINKS
- [ ] MARVIN
- [ ] OTIS
- [ ] SINATRA
- [ ] STEVIE
- [ ] SUPREMES
- [ ] TEMPTNS
- [ ] ZEPPELIN

```
K N O H A H T X H X Z
Z H I S E T B O M Z R
E J G V E N C C R K T
P T K F R M D R P C U
P W Q S L A E R C Z D
E M H J N E M R I K I
L K C N S T E D P X B
I V E A A E P T B U Q
N S O K R R I M W R S
Y Z K W T P T V E D K
B L O N D I E A E T I
O E L A I B L N N T F
J R X O D K T B T I S
A G O E D S O T I S S
A P W B P D N C E K G
```

- [ ] BOWIE
- [ ] CARS
- [ ] CHUCK
- [ ] CLAPTON
- [ ] DOOBIE
- [ ] EAGLES
- [ ] JACKSON
- [ ] JOPLIN
- [ ] JOURNEY
- [ ] POLICE
- [ ] REDDING
- [ ] RITCHIE
- [ ] TOTO
- [ ] TURTLES
- [ ] WILSON

```
R P N R I T C H I E W
O E V O D V D J S Z C
K K D E S E L G A E H
Y K E D C K B M H L G
U F F E I I C O U U A
Y K V W I N L A W W A
Y M C C Y B G O J I E
V G J U X K O J P L E
N E C K H C E O Z S E
T I S T H C V U D O U
U O L R B K Q R A N E
N O T P A L C N N S K
Y F W O O C Y E S U C
D J G C M J T Y M U B
L E L S E L T R U T C
```

- [ ] CHER
- [ ] EAGLES
- [ ] HEART
- [ ] KISS
- [ ] LYNYRD
- [ ] MARVIN
- [ ] ORBISON
- [ ] PATSY
- [ ] SANTANA
- [ ] SEGER
- [ ] SLAYER
- [ ] SLY
- [ ] SMOKEY
- [ ] STYX
- [ ] YAZOO

S R P L X Y T S G J J
A N A T N A S Z Q C R
H X M R E H C T O Z R
B L P M A C E H A B G
F V S E G E R A E P F
D J D R L S U J R Y O
A J N S E L S R J T O
L Y Q O S Y W C J U T
C M E B S I A T X S S
X O A K R I K L R F Y
B J O R O U B D S R S
X E R Z V M Z R U Q Y
Y N U H A I S Y O N Z
D S A D R Y N Y L V I
Z Z H Q Q H J P T X Y

- [ ] ALIMONY
- [ ] BEACHHEADS
- [ ] BEAUTIFIERS
- [ ] CROAKING
- [ ] DROWSES
- [ ] DUKE
- [ ] ELIDING
- [ ] GILL
- [ ] HAZEL
- [ ] MASTHEADS
- [ ] ORDINANCE
- [ ] PLAGIARIZES
- [ ] SPOOFS
- [ ] UNDERCUTS
- [ ] UNLOOSED

```
S D A E H H C A E B P
R T L G N I D I L E L
C L I T X J B I L A A
G N M J G E K V R U G
C R O A K I N G Z T I
B U N M H B L U S I A
U N Y A A K W L W F R
N D Z S Z U A B G I I
L E S T E J D U K E Z
O R P H L S D E D R E
O C O E F J W W R S S
S U O A F Y C O G Y I
E T F D R G U A R B L
D S S S G S U U Z D C
E C N A N I D R O U D
```

- [ ] BULBS
- [ ] CHAPLETS
- [ ] DRUNKEST
- [ ] EXPROPRIATED
- [ ] GENERATED
- [ ] GLOSSIES
- [ ] HALED
- [ ] HATTER
- [ ] INURES
- [ ] KNAPSACK
- [ ] NAVIGATING
- [ ] OCCIDENTAL
- [ ] PHEROMONES
- [ ] PROCLIVITY
- [ ] PUPPET

```
X K C A S P A N K J M
S D R U N K E S T N M
C E T E P P U P L A E
H P I S S A Y D P V E
A H E S E Z F A R I X
P E J O S R B C O G P
L R C C I O U P C A R
E O G C K J L N L T O
T M E I H F B G I I P
S O J D A M S N V N R
D N F E T C O T I G I
D E S N T K S G T M A
E S L T E W G J Y M T
D E T A R E N E G B E
I J Y L H I C F X A D
```

- [ ] BEAMING
- [ ] CATHOLIC
- [ ] CROSSBARS
- [ ] CULTURES
- [ ] ENFEEBLED
- [ ] INELUCTABLE
- [ ] MOVEABLE
- [ ] ROSEMARY
- [ ] STOATS
- [ ] THOU
- [ ] TOPAZES
- [ ] TRIPLE
- [ ] VETERANS
- [ ] WESTERN
- [ ] WHIMSEY

```
Q Y S E R U T L U C A
B T O E L B A E V O M
E L B A T C U L E N I
H S Z Y R A M E S O R
S D T C C D U G P A R
S S R A B S S O R C E
A A I T O K Y U H O G
Y G P H P T J I J T P
H G L O Y E S M I H W
A D E L B E E F N E Q
R C G I L K W S S P G
Z I J C N R E T S E W
G K S N A R E T E V C
N B H T O P A Z E S C
O I B T G N I M A E B
```

- [ ] BEAVER
- [ ] BISON
- [ ] BOBCAT
- [ ] CARIBOU
- [ ] COUGAR
- [ ] COYOTE
- [ ] ELK
- [ ] GRIZZLY
- [ ] LYNX
- [ ] MOOSE
- [ ] MULEDEER
- [ ] OPOSSUM
- [ ] OTTER
- [ ] RACCOON
- [ ] SKUNK

```
L N Z J W K P K T G O
D P Y C U J N K U W J
B D L N A U X U D F D
U E S O O M O L K P I
C K O C T S J F R S O
R A L J T T I D A I P
I A R E V A E B C L O
S K G I T H C R C B S
R A Z U B O Y B O O S
A B M S O O Y T O A U
L E G O Z C U O N B M
M U L E D E E R C S Z
Y W Y L Z Z I R G M C
L A N J X R H V C G U
R P X W Y S S G L W H I
```

- [ ] ALLIGATOR
- [ ] ARMADILLO
- [ ] BALDEAGLE
- [ ] CHIPMUNK
- [ ] JACKRABBIT
- [ ] MANATEE
- [ ] MUSKRAT
- [ ] OSPREY
- [ ] PELICAN
- [ ] PIKA
- [ ] PORCUPINE
- [ ] RAVEN
- [ ] REDWOLF
- [ ] SQUIRREL
- [ ] TURKEY

```
V P V K N U M P I H C
B N O M A N A T E E K
A R A L T U R K E Y V
T E O C L W S A I M A
E I L T I I K Y L U E
J L B F A L D R Q N R
B L G B L G E A I F A
M G E A A O I P M S S
Y G H R E R W L Z R L
N E V A R D K D L L A
E P R O R I L C E A C
Y B I P T N U A A R C
T A R K S U M Q B J H
T W Z R A O L K S I W
O J P O R C U P I N E
```

- [ ] CATFISH
- [ ] CONDOR
- [ ] GOPHER
- [ ] GROUNDHOG
- [ ] HERON
- [ ] LOON
- [ ] PIKE
- [ ] PINTAIL
- [ ] PRONGHORN
- [ ] SALAMAND
- [ ] SALMON
- [ ] TARPON
- [ ] TROUT
- [ ] VULTURE
- [ ] WEASEL

```
Q U Z L I A T N I P Y P Y
N O P R A T P L L K Z
X E Z H E E N E L Z N
N I K Y A H C B Z A A
L J W E K I P K Z J C
U E O Z B Z B O G K T
G H S I F T A C G P S
Z O E A G D P O T R A
C L H R E Z B N O O L
T T E D U W D D B N M
E U R Z N T M O O G O
Y V O H B U L R V H N
P W N R V J O U R O Q
M A S V T G L R V R D
D N A M A L A S G N S
```

- [ ] **ALOHA**
- [ ] **HILO**
- [ ] **HONOLULU**
- [ ] **HULA**
- [ ] **KILAUEA**
- [ ] **KONA**
- [ ] **LANAI**
- [ ] **LUAU**
- [ ] **MAUI**
- [ ] **MOLOKAI**
- [ ] **OAHU**
- [ ] **PINEAPPLE**
- [ ] **SURFING**
- [ ] **VOLCANO**
- [ ] **WAIKIKI**

```
X R L D O K H I L O V
L H U L A Q K O S W M
F E A L H B I J I M Z
V Z U I U A M K F P Q
U N H J A L O H A D P
N O Z D N E O Y X Y U
P L N Z J L U N W B U
I A M A J B C A O K D
F K P N C N M C L H I
Z R I S E L A N A I D
P F E K Z K O A N O K
S U R F I N G V B D D
X D C S I A K O L O M
K V S U R T W L I Z S
M P I N E A P P L E P
```

- ☐ BIGHORN
- ☐ BUFFALO
- ☐ CASPER
- ☐ CHEYENNE
- ☐ CODY
- ☐ DEVILSTWR
- ☐ JACKSON
- ☐ LARAMIE
- ☐ RIVERTON
- ☐ SHERIDAN
- ☐ SHOSHONE
- ☐ SUNDANCE
- ☐ TETONS
- ☐ WINDRIVER
- ☐ WYOMINGITE

```
D W Y O M I N G I T E
T E B I G H O R N J J
N R V L J L L R P V B
C F E I E A T X H Y P
O R D P L I C R K V I
D L I E S S M K G U M
Y S A V N A T A S W U
E U C F E O C W R O R
H Z H B F R H F R A N
I W E O R U T S J I L
L F Y H S D B O O U Y
S H E R I D A N N H G
S U N D A N C E S T S
P S N O T E T L U E G
V R E V I R D N I W Z
```

- [ ] BADGERS
- [ ] BREWERS
- [ ] CHEESE
- [ ] DAIRYLAND
- [ ] FOXRIVER
- [ ] GREENBAY
- [ ] KENOSHA
- [ ] LACROSSE
- [ ] MADISON
- [ ] MILWAUKEE
- [ ] OSHKOSH
- [ ] PACKERS
- [ ] RACINE
- [ ] SUPERIOR
- [ ] WAUKESHA

```
G R E E N B A Y X Z H
C D R E S O X U V B Q
L Q N B K S S E F N B
A N K A R U O I M U L
T S X C L E A R D Z P
X K R H V Y W W C A E
X A R E S J R E L A M
W E H E G O B I R I L
Y J J S V D K Y A S M
B R E E O I A H F D D
X G P X D N R B S V X
A R A C I N E X L O H
S R E K C A P K O A T
Y R O I R E P U S F F
I W A H S E K U A W P
```

- [ ] BARRE
- [ ] BENNINGTON
- [ ] BRATTLEBO
- [ ] BURLINGTON
- [ ] CHAMPLAIN
- [ ] ESSEX
- [ ] GREENMTN
- [ ] MAPLE
- [ ] MIDDLEBURY
- [ ] MONTPELIER
- [ ] RUTLAND
- [ ] SKIING
- [ ] SNOWFALL
- [ ] STOWE
- [ ] WOODSTOCK

```
B S K I I N G J N X H
A M O N T P E L I E R
F K C O T S D O O W S
X M J B Y M X X A Q S
S B U R L I N G T O N
N N L A D T S E Q Q E
O I O T X N H I E M O
W H A T B P A N K R S
F N E L G A I L N T G
A E Q E P N R C T B O
L N W B L M I R Z U B
L K A O Z P A N E M R
H I C N T R A H N A X
E S S E X S L M C E X
M I D D L E B U R Y B
```

- [ ] THANK
- [ ] YOU
- [ ] FOR
- [ ] PLAYING!
- [ ] AMAZON
- [ ] REVIEWS
- [ ] WOULD
- [ ] BE
- [ ] GREAT,
- [ ] THANKS!
- [ ] ALSO
- [ ] CHECK
- [ ] OUT
- [ ] MORE
- [ ] BOOKS

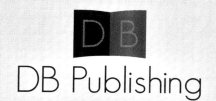

DB Publishing

```
K Y O E C M L T T T W Y
A C B H J W I R O F Z
G R E A T H A N K U O
T N M H R E V I E W S
Z J I O C Q D J B K Y
T U O Y I X Y B X F F
T W L A A V X J L B G
S O U U S L G N Z J X
T U N S T Z P L L T F
A L S O W H K K I W G
S D D K Z B A Q L X L
L K M F O A V N J L S
T W W E R O M T K U P
M G Y F X U B A Z S A
Z R T H T T V P M I R
```

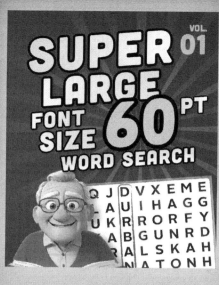
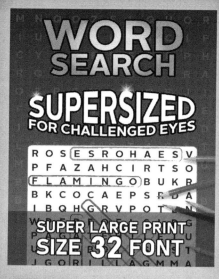
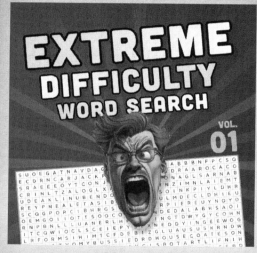
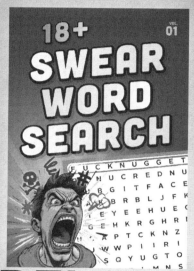

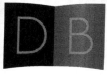

Made in the USA
Columbia, SC
01 May 2025